# COMMENT ON SE DÉFEND

## CONTRE LES

# MALADIES DU SANG

## LA LUTTE

## contre l'anémie et les pâles couleurs

PAR LE

### Dr Henry LABONNE

Licencié ès-sciences
Officier de l'Instruction publique

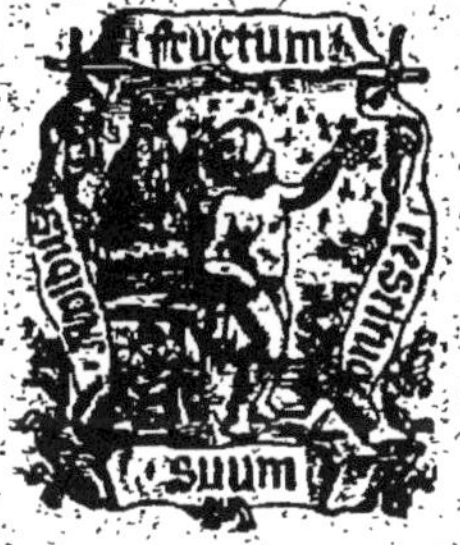


## PARIS

### STÉ D'ÉDITIONS SCIENTIFIQUES

4, RUE ANTOINE-DUBOIS, 4

PLACE DE L'ÉCOLE DE MÉDECINE

COMMENT ON SE DÉFEND



# MALADIES DU SANG

*La lutte contre l'anémie et les pâles couleurs*

# COMMENT ON SE DÉFEND

## CONTRE LES

# MALADIES DU SANG

## *LA LUTTE*

## contre l'anémie et les pâles couleurs

PAR LE

## Dr Henry LABONNE

Licencié ès-sciences
Officier de l'Instruction publique

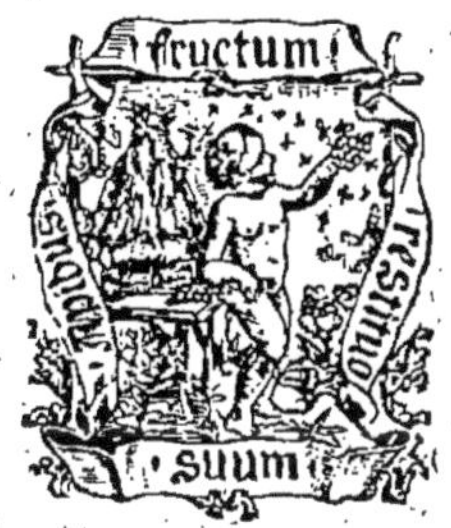


PARIS

SOCIÉTÉ D'ÉDITIONS SCIENTIFIQUES

4, RUE ANTOINE-DUBOIS, 4

PLACE DE L'ÉCOLE DE MÉDECINE

———

Les altérations du sang lui-même et surtout les altérations des globules rouges, sont aujourd'hui bien connues et faciles à constater, celles du sérum sanguin, sont un peu plus difficiles à étudier ; mais les résultats : chlorose, anémie, leucémie, se rencontrent si souvent, surtout chez les jeunes filles, à l'époque de la puberté, que je crois devoir ajouter à notre collection, un nouveau travail sous le titre de « *Comment on se défend contre les Maladies du sang* ». Je mettrai le lecteur en garde contre les idées fausses et les absurdités répétées depuis des siècles, en même temps que je n'indiquerai que des traitements énergiques et éprouvés.

Dans la *chlorose*, les globules rouges diminuent de nombre sans changer beaucoup de propriétés chimiques.

Dans l'*anémie*, dau contraire, comme ans l'empoisonnement par l'oxyde de carbone des mauvais appareils de chauffage, ou par l'acide prussique, les globules, sans changer de nombre, subissent des modifications considérables.

Et voulez-vous tout de suite un exemple de l'application pratique des données hématoscopiques ? Dans la fièvre typhoïde, la teneur du sang en *oxyhémoglobine* suit une marche inverse de celle de la température; l'oxyhémoglobine (nous définissons ce corps dans le cours de notre travail) diminue quand la température augmente. Il faut donc éviter toute médication susceptible de diminuer ou de restreindre les échanges respiratoires, les échanges gazeux surtout qui refroidissent utilement. Dans la phtisie, l'oxyhémoglobine diminue d'autant plus que la maladie est à un degré plus avancé, l'analyse du sang nous donne donc un élément de diagnostic des plus importants pour apprécier l'étendue des lésions.

L'examen du sang nous apprend aussi quelles influences ont sur lui certaines médications. Le fer, par exemple, augmente la richesse de notre fluide nourricier de trois à quatre pour cent en un mois dans l'anémie, mais si on ajoute à son action celle du quinquina, les effets sont encore bien plus rapides.

L'examen du sang nous indique également les résultats importants que peuvent fournir en des mains exercées, les agents mécaniques ou physiques.

Bref, au point de vue clinique, qui seul doit nous occuper, disons que la découverte des *Maladies du sang* a permis d'ajouter un précieux chapitre à l'art de guérir.

# COMMENT ON SE DÉFEND

## CONTRE LES

# MALADIES DU SANG

*La Lutte contre l'Anémie et les pâles Couleurs*

---

## I

## ÉTUDE CHIMIQUE ET PHYSIOLOGIQUE DU SANG

Le sang est un liquide rouge, épais, gluant, opaque; d'une odeur *sui generis*, d'une saveur spéciale, fade et salée. Sa densité moyenne est de 1,060, un peu supérieure par conséquent à celle de l'eau pure.

La quantité est d'environ cinq litres chez l'homme adulte; mais elle augmente légèrement après le repas. Le sang est formé de cellules vivantes, *globules rouges et blancs*, nageant dans un liquide appelé *plasma*. On peut facilement s'en rendre compte en saignant un poulet, par exemple, on verra que le sang extrait du cou de l'animal et abandonné au repos dans un verre, ne tardera guère à se séparer en deux couches, l'une solide, l'autre liquide. La couche solide, *caillot* ou cruor, est colorée, la couche liquide, *sérum*, est au contraire peu colorée et incoagulable. Mais si nous avions pris des précautions, si nous avions reçu le sang dans un verre plongé dans de la glace pilée ou si nous avions mis de l'eau salée dans ce même verre, nous eussions vu le sang se séparer en son *plasma* liquide, peu coloré, coagulable et en ses *globules*, emportant avec eux presque toute la matière colorante au fond du vase. Le même phénomène serait arrivé si nous avions placé le sang dans un de ces appareils à action centrifuge qui servent maintenant à faire le beurre instantanément ou à condenser les microbes dans les laboratoires.

Le *plasma* diffère donc du *sérum*, bien que ces deux corps soient liquides tous les deux, par la présence d'une matière coagulable et qu'on nomme fibrinogène ou fibrine liquide, mais le *sérum*, quoique incoagulable lui-même a, chose remarquable, le pouvoir de coaguler les solutions de fibrinogène.

Si, maintenant, nous agitons dans le sang non préparé, tel qu'il vient d'être extrait du torrent circulatoire, un petit balai, nous verrons la fibrine s'attacher à ce batteur, et le sang ainsi défibriné se séparer en deux couches colorées globules, et plasma défibriné, venant de l'hémoglobine en dissolution.

Le sang contient quatre éléments dit figurés, ces substances figurées sont :

1º Les globules rouges ou hématies ;

2º Les globules blancs ou leucocytes ;

3° Les hématoblastes;

4° Les granulations protéiques et graisseuses.

Ces éléments morphologiques se tassent dans l'ordre de leur poids respectif, de leur densité :

Les hématoblastes avec les granulatious graisseuses occupent la couche supérieure, les leucocytes la couche moyenne, les globules rouges la couche inférieure.

**Plasma.** — Le plasma sanguin est un liquide légèrement ambré, alcalin disent les auteurs, sauf *Joulic*, qui l'affirme *neutre* et filant. Sa composition moyenne, chez l'homme, est donnée par le tableau suivant :

| | |
|---|---:|
| Eau | 906 |
| Matières albuminoïdes | 80 |
| Graisses, matières extractives, sels | 14 |
| | 1000 |

Ces deux dernier groupes se composent de : *Fibrinogène ou albuminoïde spontanément coagulable*, de corps gras, lécithine, savon, cholestérine, sucre, acides gras volatils, urée, acide urique, créatine, leucine, matières colorantes de sels minéraux : bicarbonate et chlorure de sodium, phosphates de sodium et de calcium. Le plasma est, ne l'oublions pas, une solution complète, modifiée perpétuellement par les cellules vivantes.

Sa composition change aussi avec les points du

corps où le chimiste va le puiser, ainsi le sang de la veine porte, contient, après les repas, plus de peptones et de matières grasses, sa richesse en sucre est supérieure alors à la proportion trouvée dans les veines situées au-dessus du foie.

Sérum. — Nous savons maintenant que le sérum a la même composition que le plasma, moins les substances fibrinogènes. C'est un liquide verdâtre, incoagulable, riche en matières albuminoïdes, conservant un pouvoir coagulateur jusqu'à 55 degrés centigrades, vivant pour quelques temps du moins et pouvant être *transfusé* dans les vaisseaux d'un animal.

Globules du sang. — Si nous nous faisons au doigt une piqûre légère et examinons au microscope la goutte de sang obtenue, nous apercevons, nageant au milieu du plasma relativement incolore, des *globules* en suspension de deux sortes principales : des rouges et des blancs. Un millimètre cube de sang, chez l'homme, contient à peu près cinq millons de globules rouges et huit mille globules blancs. Nous pouvons en retenir qu'ils sont de dimensions excessivement faibles d'abord et qu'ensuite, ils sont mélangés dans la proportion de *un* globule blanc pour quatre cents rouges environ. Notre organisme ou sa totalité contient à peu près vingt-cinq trillions de globules rouges.

## II

## PROPRIÉTÉS DES GLOBULES ROUGES ET DES GLOBULES BLANCS DU SANG
## LEUR ANALYSE CHIMIQUE, LEUR NUMÉRATION

**Anémies.** — Les globules rouges de l'*homme* sont de petits disques circulaires, amincis en leur milieu, de sept millièmes de millimètre de diamètre environ ; ce qui veut dire que si vous partagiez un millimètre en mille parties, un globule rouge ne couvrirait que sept de ces divisions.

Pour exprimer cette opération mathématique et l'abréger, on est convenu d'appeler un millième de millimètre un *micron*, et on désigne cette mesure par la lettre grecque $\mu$ (mu) qui équivaut à $\frac{1}{1000}$ de diamètre.

Souvent, ils se présentent sous le champ du microscope, empilés, mais d'ordinaire, on les voit indépendants, tantôt de face ayant alors l'aspect d'un cercle ombré au centre clair à sa périphérie, tantôt

de profil et rappelant alors absolument une semelle
de soulier. Parfois, ils sont comme hachés ou comme
déchirés, parce que leur altération à l'air leur a
donné un contour crénelé.

Sauf chez les Caméliens, les globules rouges du
sang sont de forme ronde et concave chez tous les
mammifères, mais ils sont elliptiques et biconnexes
chez tous les autres vertébrés.

Chez la grenouille et surtout chez le Protée, les
globules rouges sont de dimension telle qu'ils sont
visibles à l'œil nu.

Les globules rouges sont de véritables cellules
remplies par un protoplasma granuleux avec un
noyau parfaitement visible dans les globules jeunes
de l'homme et mieux dans les globules des batra-
ciens. La cellule présente aussi à considérer une
membrane périphérique très mince et facilement
déformable ; quand on observe les capillaires étroits
de la membrane interdigitale de la grenouille, on
peut voir les globules rouges s'allonger pour pouvoir
circuler dans ces canaux resserrés.

*Au point de vue chimique*, ils sont formés d'un
stroma incolore, albuminoïde, lâche, nommé *globu-
line* saturée d'*hémoglobine*, substance également albuminoïde rouge et chargée de fer. Le clinicien devra
se souvenir que ces deux éléments, réunis dans la
proportion de 1 à 10, sont chargés de sels de potas-
sium divers, tandis que le plasma, lui, ne renferme
au contraire que des sels de sodium.

Rien de plus facile que de préparer de l'*hémoglo-*

*bine*, c'est presque une opération de chimie amusante.

On bat activement le sang avec un petit balai pour le défibriner, la fibrine se coagule sous forme de fils râclés autour des brindilles du balai, et le sang demeure liquide dans le vase qui le contient.

On ajoute alors à ce sang défibriné, dix fois son volume d'une solution de sel de cuisine à deux pour cent ; on laisse au repos dans un endroit très frais, dans de la glace si possible, pendant deux jours.

Les globules tombent au fond ; on les sépare, puis on les agite avec de l'éther.

L'hémoglobine se dissout dans l'eau glacée ; séparée de l'éther, la solution aqueuse est additionnée d'alcool, puis abandonnée ; l'*hémoglobine* y cristallise sous des formes variables en losange chez l'homme, en pyramide triangulaire chez le cochon d'Inde.

Aujourd'hui, l'analyse médicale du sang comporte deux sortes de recherches :

La numération des globules rouges contenus dans un millimètre cube de sang et la teneur de ces globules en hémoglobine. C'est par le procédé des teintes colorées que l'on exprime en globules sains la richesse d'hémoglobine et, de cette façon, le Prof$^r$ Hayens admet quatre degrés d'anémie.

1° L'aglobulie légère, dans laquelle les altérations globulaires sont nulles ou faibles, chaque globule ayant une valeur individuelle variant de 1 à 0,70 et la richesse globulaire, exprimée en globules sains variant de 4 millions à 3 millions par millimètre cube.

2° L'aglobulie de moyenne intensité, caractérisée par des altérations globulaires prononcées consistant, surtout, en une diminution des dimensions des globules. Ici, la valeur individuelle des globules varie de 0,30 à 0,80; la richesse globulaire peut varier de 3 millions à 2 millions; le nombre des globules est relativement élevé : 5,500,000 à 3,000,000.

3° L'aglobulie intense, dans laquelle les globules peu nombreux, sont de dimensions inégales, mais avec une forte proportion de globules géants. La valeur individuelle des globules varie de 0.40 à 1, la richesse globulaire oscille entre 2 millions et 800,000 globules sains, et le nombre des globules varie de 2,800,000 à 1 million.

4° Enfin l'aglobulie extrême dans laquelle le nombre des globules est extrêmement faible, ne dépassant guère 800,000 et pouvant tomber à 450,000 la valeur individuelle des globules se rapprochant de la normale et la richesse globulaire correspondant par conséquent au nombre réel : 800,000 à 450,000 globules sains (Chéron).

La substance active du sang humain est donc précisément la matière colorante ou hémoglobine, de sorte que les personnes qui disent que l'on se porte bien ou mal selon la teinte plus ou moins rouge du sang versé, tantôt à propos d'une piqûre, tantôt à propos d'un saignement de nez, ne sont déjà pas si loin de la vérité démontrée par les savants.

De ce qui précède, on doit aussi conclure que les

globules ont une composition toute différente de celle du plasma. Les matériaux solides y sont plus abondants, et parmi eux la *lécithine*, substance que l'on trouve aussi dans le jaune d'œuf. A ce propos, je dois révéler que c'est avec la lécithine que le chercheur Metchnikoff, prétend nous donner une éternelle jeunesse.

Tout le monde a entendu parler de sa récente communication, à l'Académie de médecine. La *lécithine* aurait la propriété de favoriser la segmentation nucléaire, partant l'éclosion plus rapide des éléments jeunes qui viendraient remplacer les vieux déchets expulsés.

Il s'agirait d'injections hypodermiques, vraisemblablement. Les combinaisons phosphatées organiques, le fer, qui n'ont pas été signalés dans le plasma, abondent dans les globules et ces notions sont des plus importantes. La proportion de fer que contient l'hémoglobine est d'environ 4 à 5 pour 1000.

La solution d'hémoglobine absorbe l'oxygène de l'air et forme un composé d'un beau rouge vermeil *l'oxyhémoglobine* dont j'ai déjà parlé.

Les globules rouges sont donc le véhicule de l'oxygène dans l'organisme, et leurs 25 trillions constituent chez l'homme une surface de plus de trois mille mètres carrés.

**Globules blancs.** — Les globules blancs que l'on nomme encore leucocytes parce qu'ils ont une couleur blanc d'argent, ont également une forme plus ou moins ronde, leurs dimensions varient de six à vingt *Microns*; au microscope, ils se caractérisent surtout par leurs prolongements amiboïdes. A ce propos, j'ai déjà rappelé dans mon ouvrage «*comment on se défend contre les Maladies du cœur*» que récemment on a pu étudier leur passage au travers des capillaires sur le mésentère d'une grenouille vivante.

Ils errent ensuite dans les espaces intercellulaires, absorbant les déchets de l'organisme (ce qui semble être leur principale fonction) ou les microbes s'ils en rencontrent, jouant ainsi leur rôle protecteur, défensif et phagocytaire.

Ces prolongements amiboïdes leur donnent absolument l'aspect des animaux inférieurs que l'on nomme Sarcodaires.

Leur protoplasme est formé de diverses granulations : glycogène ou substance qui engendre le sucre, corpuscules de graisses.

Ils ont plusieurs noyaux ou un seul faciles à mettre en évidence par l'acide acétique; la membrane qui les entoure se déforme avec autant de facilité que celle des globules rouges, mais, phénomène bien remarquable. elle laisse passer, sans se déchirer, les granulations qu'elle renferme.

Ranvier croit que les globules rouges proviennent des globules blancs, dont ils naîtraient en s'imprégnant d'hémoglobine rouge. Ensuite, imitant Saturne qui dévorait ses enfants, les globules blancs par *phagocytose* captureraient, au moyen de leurs prolongements amiboïdes, les globules rouges adultes et les feraient disparaître de l'organisme en les résorbant.

**Numération.** — Les lignes qui vont suivre sont surtout destinées à mes confrères ou aux pharmaciens qui me lisent, elles donnent une idée exacte sur les procédés actuels, pour l'examen du sang.

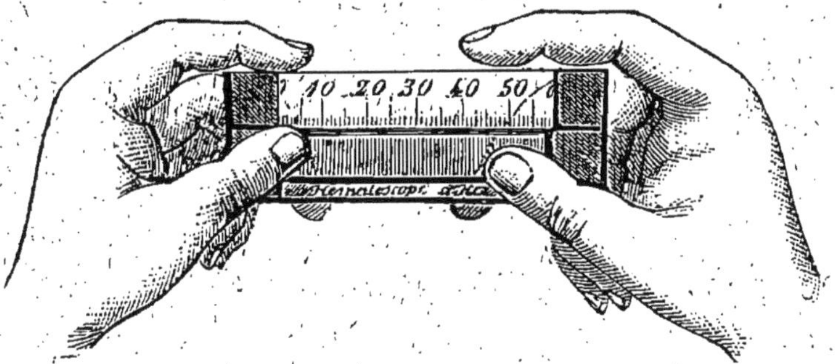


Fig. 1. — Instrument fondamental d'Hénocque pour l'hématoscopie

## Examen du sang

Procédé de M. le professeur Hayem.

**Globules rouges.** — On fait une piqûre au doigt, après lavage. On aspire la goutte de sang, à l'aide de la *pipette capillaire* et du tube de caoutchouc. Cette pipette est graduée, suivant 2, 2 1/2, 4, 5 millimètres cubes. On aspire jusqu'à la division de deux millimètres. La quantité exacte obtenue (sans colonne d'air), on essuie le bec de la pipette, de façon à ce qu'il ne reste aucune trace de sang en dehors du capillaire. Puis on refoule la colonne sanguine dans la cuvette mélangeur qui contient 500 *millimètres cubes* de sérum artificiel. On a obtenu cette quantité exacte en aspirant ce sérum, jusqu'au trait de la petite boule de la pipette large. En mélangeant, avec la petite palette, le sang dans cette quantité de sérum, on obtient une dilution du sang, qui facilite la numération des éléments. Ceux-ci se conservent, grâce à ce sérum artificiel :

Eau distillée..............  200 grammes
Chlorure de sodium pur....    1      —
Sulfate de soude pur........   5      —
Bichlorure de mercure.....    0.50

Le mélange de sang et de sérum étant terminé, on prend une petite goutte et on la place au centre de la petite cuvette à numération (lame de verre sur laquelle est collée une lamelle percée en son milieu d'un trou circulaire). Il faut que la goutte soit séparée des bords de la cuvette par un anneau. La goutte placée, on la recouvre d'une lamelle spéciale bien plane, dite lamelle à hématimètre, qui adhère aux bords de la cuvette, à l'aide d'un peu de salive ou de vaseline. Le fait de poser cette lamelle sur la goutte, aplatit cette dernière, si bien que sa hauteur est exactement celle de la cuvette, qui est de un cinquième de millimètre.

D'autre part, dans l'oculaire du microscope ou

sous la lame, où il existe un quadrillé (carré divisé
en seize parties égales par des lignes), chaque côté
du carré représente un cinquième de millimètre.
L'œil projette ce carré sur la goutte aplatie par la lamelle (un cinquième de millimètre de hauteur) : soit
un cube qui a un cinquième de millimètre de côté et
de hauteur. On laisse reposer les globules au fond
de la goutte et on compte le nombre contenu dans
ce cube, c'est-à-dire dans un cube d'un cinquième
de millimètre, soit 120 globules (on compte un globule sur deux de ceux qui sont sur les lignes externes du carré).

Pour éviter les calculs, il suffit de multiplier
(quand on a pris deux millimètres cubes de sang) le
nombre des globules 120 par le chiffre 31.000
(Hayem), on obtient le chiffre total contenu dans un
millimètre cube. On fait quatre à cinq numérations
en changeant la lame de place, et en évitant la con-
vexité de la goutte de sang dilué.
Moyenne = 5.500.000.

**Numération des globules blancs.** — Même disposi-
tif, mais on compte tous les globules blancs contenus dans une série de carrés. On suit à ce sujet une
ligne d'un bout à l'autre de la goutte ; on compte 20
carrés ; on divise le nombre obtenu par 20 : d'où le
nombre moyen de globules blancs par chaque carré
est obtenu c'est-à-dire dans le cube de un cinquième
de millimètre de côté. On multiplie par 31.000, d'où
le nombre par millimètre cube. Moyenne : 4.800.



2

Les hématoblastes sont comptés par un procédé analogue.

**Examen du sang sec.** — Pour examiner le diamètre des globules, on prend au bout d'une baguette de verre une goutte de sang pur, on l'étale rapidement sur une lame sèche. Les globules se figent sur le verre, on les examine alors au microscope.

**Examen du sang pur.** — Sur la cellule à rigole (Nachet), on met une goutte de sang pur : on la recouvre d'une lamelle bordée à la vaseline ; on attend dix minutes et on regarde. Les globules se mettent en pile laissant entre eux ces espaces où on voit apparaître un léger réseau de fibrilles fines (fibrine) colorable par l'eau iodée.

Au point de jonction des fibrilles, on remarque des petits éléments incolores ou hématoblastes ; s'il existe une maladie inflammatoire, le réseau fibrineux devient plus apparent, et les fibrilles sont plus grosses (pneumonie, etc.).

Outre le réseau fibrineux, on remarque aussi, dans les espaces, les globules blancs dont le nombre et le volume varient.

*(Guide pratique des Sciences médicales).*

III

## CHLOROSE OU PALES COULEURS

La chlorose est une maladie du sang très spéciale, que l'on rencontre plus particulièrement chez les jeunes filles, à l'époque de leur formation ou puberté.

Dans cette affection, le sang est plus fluide, se coagule plus difficilement, renferme beaucoup moins de globules rouges ; on dit donc qu'il y a scientifiquement *chlorose*, toutes les fois que la valeur globulaire est d'une façon permanente diminuée, ou mieux réduite à 0,44 ou 0,36 de son tant pour cent normal.

Cette maladie est due au défaut de transformation des hématoblastes en globules rouges adultes (M. Nicolle). Quand elle est intense, le diamètre des globules rouges grandit et la valeur globulaire augmente. L'état de la fibrine et des globules blancs reste normal.

Descriptions. — La pâleur des tissus (pâles couleurs) est le principal symptôme clinique de l'anémie ; la peau est d'un blanc mat ou jaunâtre, ou jaune verdâtre. Les muqueuses, conjonctives, lèvres, gencives, sont décolorées. Le visage ne donne plus l'idée de vie, mais exprime au contraire l'état languissant de la jeune fille qui s'étiole; telles les feuilles que jaunit la pâle automne ou encore les tissus végétaux qui s'anémient, sans verte chlorophylle, dans une cave humide et sombre.

Yeux cernés, paupières gonflées, iris sans éclat complètent la tristesse et la langueur qui se lisent sur les traits un peu bouffis. Les chevilles sont parfois le siège d'une bouffissure d'un gonflement localisé, mais ce faux œdème *ne conserve pas l'empreinte du doigt*.

La femme atteinte de pâles couleurs éprouve de l'oppression et des palpitations à la suite de la moindre fatigue, marche ou émotion. Le cœur bat fortement et est assez souvent légèrement hypertrophié.

Le pouls est normal tantôt fréquent tantôt large et mou, suivant les mouvements du cœur, la tension est plutôt un peu au-dessous de la normale, ce qui fait que les malades sont fort sensibles au froid. L'auscultation révèle des souffles *systoliques* doux au foyer de l'artère pulmonaire ou plus rarement de l'aorte à la base par conséquent.

A la palpation de la veine jugulaire interne droite, on sent un frémissement continu, avec renforcement. En mettant le stéthoscope, on entend un murmure comparé par Laennec, au bruit de la mer ou à celui que l'on perçoit en mettant l'oreille sur le rebord d'un gros coquillage.

Quand ce murmure continu vient à se renforcer, on écoute le *bruit du diable*, ainsi nommé à cause de son analogie avec le coassement que produit le jouet appelé *diable*. En certains autres cas, on perçoit une espèce de chant roulant sur deux ou trois notes.

*Chant des artères* comparé au bourdonnement d'une grosse mouche.

**Signes digestifs**. — Dans la chlorose *simple*, il n'y a que perte d'appétit avec dégoût des viandes, recherche des épices, des cornichons, de la moutarde, des condiments en un mot ; lenteur des digestions, de la constipation (1) mais *pas de douleur au creux de l'estomac*, pas de crises de gastralgie.

Dans la chlorose avec *troubles digestifs* ou *dyspeptiques*, il existe au contraire des symptômes plus graves ; crises de douleur d'estomac surtout après les repas. L'estomac semble gonflé, distendu, surtout au creux épigastrique. Fréquemment surviennent des nausées, des vomissements, de la dilatation. La langue est sèche, la soif vive.

Il faut bien se garder d'exciter les chlorotiques, que la viande dégoûte, à en manger tout de même, car, comme elles ne sauraient la digérer, on ne ferait qu'augmenter la dyspepsie ; il ne faut pas non plus

______

(1) Cette constipation serait guérie par les pilules du D^r Melville, à la rhubarbe et à la podophylle.

insister sur le vin ou les liqueurs, et fuir comme la peste le quinquina à jeun !

**Signes nerveux.** — Les malades sont mous, sans énergie, apathiques, rebelles au travail manuel et surtout intellectuel ; ils éprouvent des étourdissements, des vertiges, des syncopes ; la jeune femme, dans la chlorose intense, a même de la peine à se tenir debout ; elle est sujette aux migraines, au mal de tête, a des mouches volantes, des brouillards devant les yeux, des bourdonnements d'oreille ; elle perçoit des bruissements dus aux souffles vasculaires ; le sommeil est troublé et les rêves font battre le cœur à se rompre. Si, après s'être baissée, elle se relève brusquement, la terre semble se dérober sous ses pieds, et des vertiges ou un fugitif éblouissement lui font perdre, pendant quelques secondes, la notion du présent. Les muscles naturellement se fatiguent vite et éprouvent assez souvent des contractures douloureuses ; il existe aussi des névralgies intercostales ou des névralgies pouvant siéger à la face, dans la région de l'œil ; sur les téguments, on peut également trouver des plaques anesthésiques de dimensions variables.

**Menstruation.** — Les règles sont ou suspendues ou diminuées, mais jamais augmentées. Que l'on veuille bien retenir ceci : s'il existe des pertes, ne jamais les attribuer, comme on le fait si souvent, à la *pauvreté du sang*, à la faiblesse du sang, mais se dire qu'elles sont le résultat d'une affection utérine qu'un spécia-liste devra soigner.

Le retour des menstrues est un très bon signe, il indique avec certitude sinon le retour absolu à la santé, je veux dire le retour à la valeur moyenne en richesse globulaire, du moins une amélioration évidente.

**Signes respiratoires.** — On les devine : oppression, difficulté dès le moindre mouvement, sensation d'é-touffement, dyspnée ; au repos, le rhythme respira-toire n'est troublé que si la chlorose est intense, alors il est accru. Souvent, en vertu du peu d'éner-gie de la malade, l'un des sommets, surtout le droit, ne se déplisse pas en sa totalité et la tuberculose pourrait venir se développer. J'ai déjà expliqué dans « *Comment on défend ses poumons* », que de même que les herbes nocives se développent plus volontiers sur une mare stagnante que sur un ruisseau limpide aux eaux vives, de même le bacille de Koch niche plus volontiers au sommet des poumons mal aérés. Je conseille donc la gymnastique respiratoire suivante prolongée chaque matin pendant cinq minutes à l'air. La chlorotique, à son réveil, se placera debout, bien appuyée sur ses pieds, les bras en dehors un peu dans la position classique du soldat sans armes, puis elle exécutera une sorte de danse russe avec ses épau-les, c'est-à-dire qu'elle fera de larges et longues as-pirations en soulevant son thorax le plus haut possi-ble, puis elle le laissera retomber avec affaissement des épaules. Cette gymnastique respiratoire, largement exécutée, sera un adjuvant de la guérison en même temps qu'une défense contre l'invasion [microbienne.

**Troubles divers.** — Bien que les malades aient des envies d'uriner plus fréquentes, il y a de l'oligurie ; les urines sont très pâles, la proportion d'urée et d'acide urique est diminuée.

Contrairement à ce qui se passe dans les débuts de la tuberculose, le chiffre des phosphates éliminé tombe au-dessous de la normale, mais ce fait tient sans doute à ce que la chlorotique mange beaucoup moins.

L'altération dans le nombre des globules du sang, peut donner lieu, chez les chlorotiques, à toutes les lésions qui intéressent la nutrition des tissus. On peut donc observer des tromboses ou caillots de sang figés dans les artères, des phlegmasies, des veines, etc.

**Formes que peut revêtir la chlorose.** — En dehors des signes, des symptômes fondamentaux que je viens de décrire, il y a lieu de distinguer avec les auteurs du *Guide pratique des Sciences médicales*.

1° La *chlorose dyspeptique*, liée à l'existence des maladies de l'estomac ; nous ne faisons que la mentionner, car le lecteur la trouvera décrite dans *Comment on défend son estomac* ;

2° La *chlorose légère des jeunes filles réglées*. A l'époque de la puberté, moment critique qui préoccupe

tant les mères, au moment où les règles vont apparaître pour la première fois, beaucoup de jeunes
filles accusent de la fatigue, grandissent trop vite et
prennent le type chlorotique. Qu'il me soit, à ce propos, permis de dire en passant que les parents ont le
devoir de ne pas laisser ignorer à leur enfant, ce qui
va lui arriver. J'ai eu la confidence d'une jeune
femme qui m'avoua qu'elle avait pleuré plusieurs
mois, sans oser se plaindre à sa mère, parce qu'elle
croyait avoir une maladie périodique qui la faisait
saigner et remplie de confusion, elle s'ingéniait à
faire disparaître les traces de ce qu'elle croyait devoir cacher !

Pousser la pudeur à ce degré là, est un crime de
lèse hygiène.

Au moment de l'apparition des premières menstrues, deux points sont donc à considérer selon que
la jeune fille doit oui ou non travailler, peiner, se fa-
tiguer ; si oui, on voit souvent apparaître la véritable
chlorose ; si non, il existe à peine une légère pâleur,
qui peu à peu s'évanouit. Examinons le cas le plus
défavorable, celui de l'ouvrière pauvre, qui doit ga-
gner sa vie. La chlorose alors débute insidieusement,
lentement, mais s'accentue progressivement. Sa du-
rée est longue et est formée (M. Nicolle) d'accès suc-
cessifs, séparés par des intervalles, pendant lesquels
la santé est relativement bonne. « Mal soignée, une
chlorose simple se transforme facilement en chlorose dyspeptique. Bien traitée, la chlorose disparaît,
mais si la malade fatigue, la chlorose renaît facile-

ment. Pour qu'il y ait guérison, il faut que le sang soit revenu à son état normal. »

**Chlorose des garçons.** — On doit l'attribuer principalement au manque de mouvement en plein air ; on la trouve donc surtout chez les internes des lycées et collèges et chez les adultes obligés de travailler dans les ateliers. L'onanisme a été incriminé malgré la boutade de Lassègue, qui prétendait que ce vice l'indifférait chez ses propres jeunes parents, ajoutant que s'ils avaient été malades, ils n'y eussent point pensé. En tous cas, la chlorose des garçons est légère et elle guérit aisément par le traitement.

**Chlorose tardive et de la ménopause.** — L'une débute vers trente ans et a souvent pour cause la grossesse ; l'autre, comme son nom l'indique, éclate à la ménopause quand les règles se suppriment et elle prend le type de la chlorose dyspeptique. Avant d'aborder le traitement, je signalerai une théorie qui attribue la chlorose à un emprisonnement, à une infection générale de l'organisme dus à des propriétés pernicieuses du sang des règles qui se résorberait et passerait dans la circulation avec ses éléments nocifs.

**Traitement.** — L'anémie, comme la chlorose, a naturellement attiré attention des observateurs de toute antiquité car dans les livres d'Hippocrate lui-même on retrouve une description assez bien ordonnée de l'ensemble des symptômes qui caractérisent ces deux états morbides si intimement liés l'un à l'autre que je ne les distinguerai pas pour le traitement.

Les ferrugineux, c'est entendu, constituent la médication rationnelle de la *chlorose* mais leur efficacité, pour agir à coup sûr, a besoin des nombreux adjuvants d'une hygiène bien comprise. Le fer ne saurait suppléer ni à une alimentation insuffisante ni remédier aux méfaits d'un air vicieux.

A la chlorotique il faut le soleil, le grand air, la vie à la campagne ou au bord de la mer, la bonne nourriture.

Aux riches, je conseillerai les voyages sur mer, car elles y trouveront la pureté de l'air, de faibles oscillations thermométriques, la lumière en abondance, le renouvellement perpétuel d'oxygène, le repos de l'esprit.

Aux pauvres la forêt qui, elle aussi, donnera l'oxygénation par les exhalaisons des feuilles du printemps à novembre et même toujours si l'on choisit les pins.

Dans les grandes villes, on se procure facilement des inhalations d'oxygène et des bains d'air comprimé.

Comme exercices physiques : la marche en première ligne, l'équitation, la bicyclette, les bains de mer. L'hydrothérapie.

*Ce qu'il faut éviter :* l'air confiné auprès des poêles mobiles qui asphyxient par l'*oxyde de carbone* ; ce gaz incolore, inodore est des plus toxiques, car il al-

tère la composition même du globule sanguin. Que
de malheureuses cuisinières ou de blanchisseuses
ou de repasseuses doivent leurs pâles couleurs à ce
gaz délétère et traître !

Il faut leur recommander de travailler, même en
hiver, avec leurs fenêtres ouvertes et de fuir les ré-
chauds sans tuyaux de dégagement.

*Ce qu'il faut faire* : prendre du fer et j'indiquerai
des formules de choix. Normalement, l'organisme
trouve assez de fer dans les aliments ordinaires ;
mais dans la chlorose, la dose qu'ils renferment est
insuffisante pour deux raisons : la première c'est
que la malade mange moins ; la seconde c'est qu'elle
élimine une quantité de fer supérieure à l'absorption
de ce même métal.

L'association avec l'extrait de quinquina double
l'efficacité ; j'institue donc le traitement suivant :
prendre un quart d'heure *avant chaque repas*, vingt
centigrammes *d'oxalate* de *protoxyde de fer*, sel jaune
bien toléré et très actif ; puis à la fin du repas, deux
bols d'extrait de quinquina calysaga de 0,50 centigrammes chacun.

Quand il y a de la dyspepsie, surtout flatulente,
Huchard conseille les cachets suivants :

| | |
|---|---|
| ♃ Charbon de peuplier.... | 5 grammes. |
| Bioxyde de manganèse.. | 5 grammes. |
| Colombo pulvérisé..... | 0,50 centigrammes. |
| Poudre de noix vomique | 0,60 centigrammes. |

pour 20 paquets ou 20 cachets un à chaque repas.

Si sous l'influence de la chlorose, les règles étaient difficiles ou avaient disparu, on prendrait également, avant chaque repas pendant au moins un mois, quinze gouttes du mélange suivant:

Teinture de rue..... 15 grammes.
Teinture de safran... 15 grammes.
Teinture d'iode ..... 15 grammes.

m. s. a.

Certains cas de chlorore grave ont été guéris rapidement par des transfusions hépodermiques de sérum artificiel. Je n'aurais recours à ce mode de traitement que si l'état de l'estomac ne permettait pas l'emploi des ferrugineux ou si des poussées hémorragiques (ménorrhagies, métrorrhagies, hémoptysies) contre-indiquaient le fer.

La constipation, cause d'empoisonnement du sang, sera utilement combattue par les pilules du docteur Melville à la rhubarbe et à la podophylle, les deux meilleurs médicaments purgatifs, car ils sont en même temps toniques.

# IV

## ANÉMIES, LEUCOCYTOSE, LEUCÉMIE, MYÉLOLEUCOCYTHÉMIE

L'anémie (mot tiré du grec de *a* privatif et *aïma* sang), est caractérisée, non pas seulement comme la chlorose, par une diminution des globules rouges du sang, mais encore par une altération dans la qualité de ces éléments cellulaires.

L'anémie n'est pas une maladie, mais un état maladif qui se produit toutes les fois que nos organes subissent des pertes qu'ils sont incapables de réparer.

Il y a faillite de l'organisme, parce que les recettes ne compensent plus les dépenses et cette faillite est naturellement consécutive à des crises fâcheuses, à d'autres maladies. Aujourd'hui, avec les progrès actuels de la science hématologique, on ne saurait admettre d'anémies essentielles, au vieux sens du mot.

Aussi, nous pouvons passer de suite à l'étude de la leucocytose qui, elle, est bien une affection clinique parfaitement définie. Comme j'ai particulièrement étudié dans mon laboratoire l'analyse du sang, je suis certain de donner sur la leucémie et sur l'adénie les notions les plus nouvelles.

Pour comprendre ces deux affections, il est d'abord essentiel de ne point oublier que, chez l'homme adulte, c'est la moelle osseuse qui est le berceau des globules rouges. Si, après une perte de sang considérable, on examine la moelle osseuse d'un os long, on remarque que celle-ci est rouge au lieu d'avoir sa teinte blanc-jaunâtre normale due à l'abondance des vésicules graisseuses. Pourquoi est-elle rouge ? parce qu'elle vient de travailler à la rénovation du sang en créant de nombreux globules rouges avec des noyaux. Or, la moelle osseuse contient aussi, *normalement*, des espèces de globules blancs à un seul noyau, mais remplis de fines granulations ; ces myélocytes, pour les appeler par leur nom, manquent dans le sang de l'homme en bonne santé, mais abondent dans certaines modalités de sang leucémique.

La rate est encore considérée comme un des foyers d'origine des globules blancs, mais cependant, on peut, chirurgicalement, la supprimer chez l'homme, expérimentalement chez les animaux, sans que la mort résulte de cet enlèvement.

La leucocytose vulgaire peut donc scientifiquement se définir comme une maladie causée par l'immigration dans le sang de leucocytes (polynucléés) issus de la moelle osseuse. Le sang, alors, au lieu d'avoir sa couleur normale rouge s'il a des reflets blanchâtres, est blanc grisâtre ou café au lait, de là le nom de *leucémie* (*leukon* blanc. *aïma* sang). Il y a accumulation des globules blancs dans le sang et diminution des globules rouges.

**Causes.** — On a invoqué les influences suivantes : chlorose, diarrhée chronique, refroidissements, rhumatisme, coups ou lésions sur la région de la rate, troubles dans les fonctions sexuelles, grossesse, lactation prolongée, alimentation mal réglée. On a noté aussi l'action des maladies infectieuses : paludisme, syphilis, fièvre typhoïde (j'en ai vu un cas dans ma famille), scarlatine, tuberculose, influenza, infection puerpérale. Les antécédents héréditaires ne donnent rien. Les hommes sont plus souvent atteints que les femmes, les ouvriers que les riches, l'âge mûr que l'adolescence ou l'enfance.

M. J. Sabrazès, professeur à la Faculté de Bordeaux, en donne le tableau suivant :

Le début insidieux est marqué tantôt par des symptômes d'anémie et de faiblesse générale, tantôt par une gingivite hémorragique, tantôt par un gonflement de l'abdomen avec douleurs dans l'hypochondre gauche.

L'appétit diminué entrecoupé parfois de fringales extraordinaires (3 cas personnels). La constipation due à la compression du gros intestin par la rate, alterne avec de la diarrhée. La température reste normale ou subit des ascensions intermittentes, irrégulières, surtout à l'occasion du surmenage physique, et cela parfois du fait seul de la leucémie, ainsi que des examens nécropsiques l'ont montré.

Les malades ont un teint cireux et même jaune paille, véritablement cachectique. Le pannicule adipeux et le relief des muscles ne s'efface que tardivement et dès lors l'amaigrissement profond contraste avec le développement de l'abdomen surtout dans la région sus-ombilicale.

La rate, considérablement développée, reconnaissable, sans hésitation, par le palper à sa forme générale, aux saillies et aux encoches de son bord hilaire voisin de l'ombilic, occupe toute la moitié gauche de la cavité abdominale et déborde vers la droite. Sa ptose est parfois telle que son bord supérieur affleure l'épigastre ; le va et vient du diaphragme lui imprime des mouvements ; la main appliquée contre elle apprécie sa résistance élastique, les adhérences lâches de sa capsule à la paroi (crépitation neigeuse) sa sensibilité douloureuse légère.

L'engorgement ganglionnaire, essentiellement variable comme intensité, précède ou suit la splénomégalie. Les ganglions mollasses, indolores, mobiles, isolés ou cohérents, tantôt petits, plus rarement assez gros, occupent les diverses régions classiques. Ils n'ont aucune tendance à la suppuration. Le foie est toujours augmenté de volume, mais à des degrés variables.

La moelle osseuse trahit sa lésion par la constitution du sang, par l'existence de douleurs spontanées ou à la pression le long du sternum et des os.

longs, exceptionnellement par la saillie des épiphy-
ses douloureuses (un cas personnel).

La tendance à l'hémophilie est presque la règle.
Les hémorragies cutanées, sous-coutanées et muqueuses, intra-musculaires, au niveau des corps ca-
verneux (priapisme), dans l'encéphale ont trouvé
place dans toutes descriptions. Des hématomes, con-
tenant plusieurs litres de sang, se collectent sous
l'influense d'un mouvement intempestif et prennent
en quelques heures une extension très grande.

A ces hémorragies (liées principalement aux modifications pathologiques des parois artérielles), s'a-
joutent des obstructions vasculaires par thrombose,
avec infarctus consécutifs dans les viscères. La ré-
tine est un des sièges de prédilection des petites
effusions sanguines et des infiltrations leucocytaires
(taches et stries blanches disposées parallèlement
aux vaisseaux rétiniens); l'iris et le corps ciliaire
sont intéressés avec une fréquence moindre ainsi
que les nerfs et le labyrinthe.

Des nerfs de sensibilité générale envahis ou com-
primés par des dépôts myéloïdes sont le siège de
douleurs névralgiques intolérables.

C'est donc une maladie très grave.

Pour s'en défendre, il faut veiller à ce que dès l'enfance, le régime alimentaire ne manque jamais d'al-
bumine et de phosphore.

Pauvres et riches peuvent toujours se procurer
des œufs et la bonne nature nous donne dans leur
jaune un reconstituant parfait; pauvres ou riches,

plus ou moins il est vrai, hélas ! peuvent respirer
en de longues promenades, un air salubre et enso-
leillé.

Pour le traitement, je conseille avec Hénocque,
matin et soir, un des cachets suivants :

    ℞ Hydrochlorate de quinine.............    0,04
    Fer réduit...........................    0,04
    Poudre d'Eucalyptus..................    0,25
    M. dans un cachet.
Les inhalations d'oxygène sont utiles.

Tout récemment, A. Gautier et J. Renaut ont pré-
conisé un composé arsenical nouveau, le *cacodylate
de soude.*

On se défendra des *glandes,* car c'est ainsi que l'on
désigne, dans le public, les ganglions, par une ri-
goureuse hygiène buccale, l'usage du menthol Van
Denn (lire *Comment on défend sa bouche*) (1).

Presque toutes les infections ganglionnaires, con-
fondues dans le domaine illimité de l'adénie, ont
pour théâtre les régions cervicales. Aux ganglions
du cou aboutissent en effet les lymphatiques des
cavités et des téguments de la face, si exposés aux
contaminations microbiennes, surtout chez l'enfant
et l'adolescent. C'est à ces âges que les adénopathies
sont le plus fréquentes.

La susceptibilité de l'appareil lymphatique du cou

(1) On lira avec fruit, *La scrofule et les infections adénoï-
diennes,* par le D* P. Gallois, gros in-18 (1900). Prix 8 fr.

dépend des multiples portes d'entrée ouvertes à l'infection. Que de lésions inflammatoires, primitives ou secondaires dans ce domaine! Angines (scarlatine, rougeole, diphtérie), stomatites ulcéreuses, périostite alvéolo-dentaire, pharyngite, conjonctivite, hypertrophie amygdalienne ou adénoïdienne, carie dentaire, furoncle, impétigo, coryza, etc., représentent la monnaie pathologique courante de l'enfant.                    (SABRAZÈS).

# V

## PARASITES DU SANG

Le sang contient dans la *Malaria* ou fièvre des marais, ou cachexie palustre, ou fièvres intermittentes des parasites, des microorganismes, qu'il héberge, et mieux qu'une description, le cliché ci-dessous donnera une idée de ces protozoaires.

Pour s'en défendre, il faut fuir les marais, surtout à jeun, car *terre*, *humidité* et *chaleur* sont les trois facteurs de l'impaludisme.

On ne s'y acclimate point ; comme pour l'influenza, une première atteinte, au lieu de conférer l'immunité, prédispose aux infections futures, il est donc prudent de ne pas chercher à lutter contre un mal qui, semblable au Phœnix, renaît de ses cendres, mais de quitter les pays marécageux avant que la cachexie ne soit arrivée.

Nous avons heureusement en mains deux armes puissantes : le Quinquina et l'Anneslea febrifuga.

Si grande et si certaine est l'action du quinquina, que l'on a parfois donné aux fièvres palustres, le nom

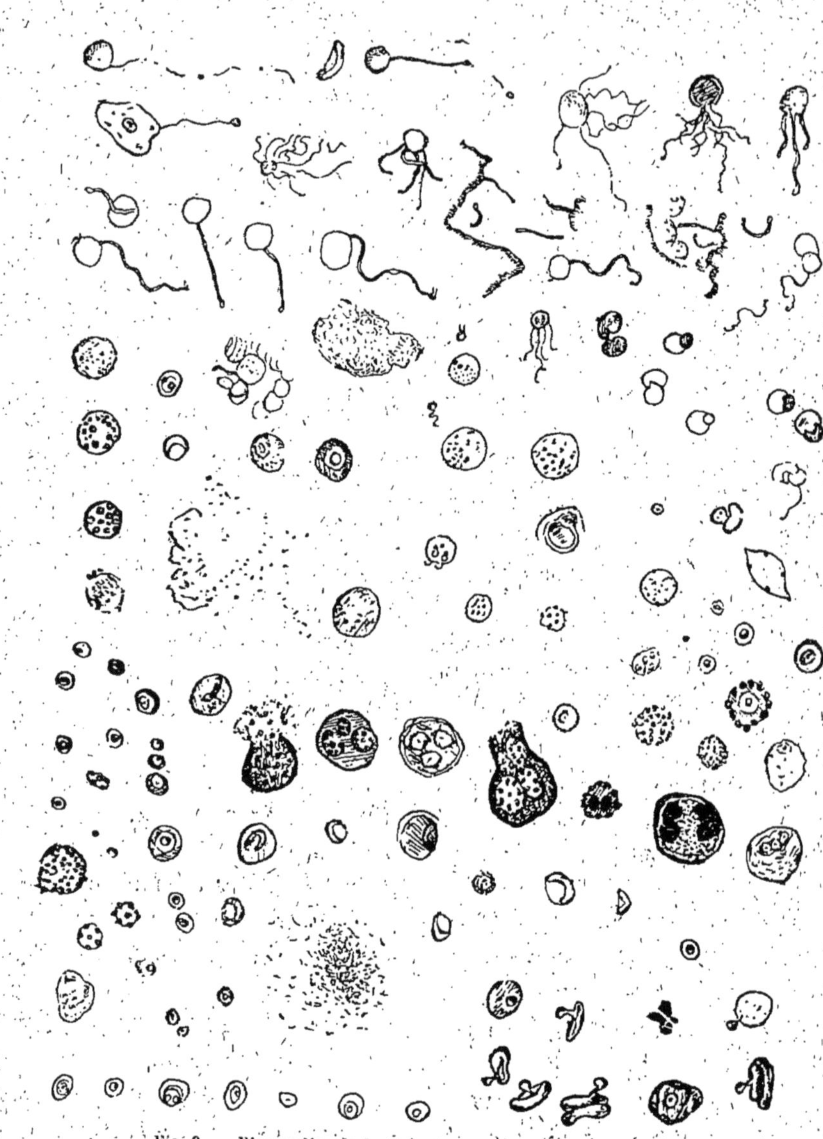

Fig. 3. — Plasmodies de la malaria et microorganismes associés.

de *Fièvres à Quinquina*. Il faut donc employer le sulfate de quinine et le prescrire à dose d'autant plus
élevée que l'accès est plus grand. Dans les formes
simples, 0 gr. 80 de sulfate de quinine pendant trois
jours ; dans les cas pernicieux, *un à deux grammes*
par jour dans le même laps de temps. Mais il ne
faut pas se contenter de *couper* la fièvre, il faut
encore empêcher les récidives en administrant aux
malades de l'extrait de quinquina et du *sirop de
Calaya* par exemple, avant chaque repas, 3 des pilules suivantes :

Extrait de quinquina jaune......   10 grammes
Poudre d'Eucalyptus.... ....    -   q. s.
    pour 100 pilules.
       (Dʳ H. La Bonne).

Si l'on préfère le vin de quinquina, il faut en
prendre un verre à liqueur après chaque repas,
*jamais à jeun.*

Beaucoup de personnes se sont donné de la dyspepsie et de la gastralgie en violant cette règle de
thérapeutique appliquée.

D'autres parasites, appartenant au règne végétal
(microbes) ou au règne animal comme les embryons
de filaire, les anguillules intestinales peuvent aussi
envahir le sang, mais nous dépasserions notre cadre
si nous voulions nous étendre davantage.

Le lecteur, qui vient de terminer mon opuscule, a
maintenant en mains les éléments utiles à la défense
contre les maladies du sang, et notre but est atteint.

VI

## MALADIES DU SYSTÈME VEINEUX.

**Varices.** — Deux espèces : les profondes et les superficielles ; leur traitement consiste dans le repos horizontal dans certains cas : résection des plus grosses veines variqueuses.

L'*Hamamelis Virginica* et le *Capricum Brasiliense* jouent souvent le rôle de véritables agents spécifiques contre les varices ; de plus, leur action hémostatique est très efficace dans beaucoup de formes d'hémorragies : saignement de nez, crachements et vomissements de sang, hémoptisie, scorbut, purpura ; or comme ces deux substances se trouvent associées dans l'élixir de Virginie de Moride et que notre rôle est de n'indiquer que des modes de traitement faciles à exécuter, en attendant le conseil éclairé du praticien, nous recommandons ces deux plantes américaines. Le capricum, moins employé en France, fait au contraire partie de l'arsenal thérapeutique anglais et est au même titre que l'hamamelis, un tonique absolument spécial du système

veineux. Comme la vertu, les varices ont leur degré,
il peut y avoir simple dilatation de la veine sans
hypertrophie de sa paroi ; et bien, dans ce cas, le plus
simple vous verrez que vous aurez toujours à vous
louer de mon indication.

### Hémorrhoïdes.

Varices des veines rectales.

HÉMORRHOÏDES EXTERNES, siégeant à l'orifice anal.

HÉMORRHOÏDES INTERNES, occupant l'intérieur du
rectum, au-dessus du sphincter.

HÉMORRHOÏDES IDIOPATHIQUES, s'observent chez les
individus pléthoriques, arthritiques, chez ceux qui
ont une vie sédentaire, une alimentation trop riche,
etc.

HÉMORRHOÏDES SYMPTOMATIQUES, dues à la constipation habituelle, à des altérations rectales (rétrécissement, cancer), à des affections du foie, du cœur, à
des tumeurs abdominales, *à la grossesse*, aux cystites
chroniques, à l'hyperthrophie de la prostate, etc.

Symptômes. — L'attention du malade est le plus
souvent attirée par des phénomènes congestifs, appa-
raissant sous forme de *crises*.

Gêne, démangeaisons, douleur, écoulement sanguin, surtout pendant les défécations.

*Tumeur hémorrhoïdaire.* — *Hémorrhoïde externe*,
flasque, en turgescente, suivant qu'il existe une pé-
riode de calme ou une crise.

*Hémorrhoïdes internes non procidentes*, accessible

par le toucher rectal, dyspepsie, anémie, diarrhée cachexie hémorrhoïdale.

*Hémorrhoïdes internes procidentes*, visibles au dehors. Celles-ci peuvent se réduire spontanément, avec plus ou moins de facilité, parfois elles *s'étranglent*, elles deviennent irréductibles ; on observe alors des douleurs, des épreintes, la tumeur s'enflamme, s'ulcère, se sphacèle, des accidents infectieux peuvent survenir.

**Diagnostic.** — Eviter de confondre les hémorrhoïdes avec les condylomes, les polypes du rectum, le prolapsus du rectum. Chercher la cause.

**Traitement.** — *Médical.* Eviter la constipation. Hygiène alimentaire. Régime des arthritiques..

**Traitement.** — *Chirurgical.* Dans le cas où la douleur et le flux sanguin prennent de l'importance. Hémorrhoïdes externes, excision au thermocautère. Hémorrhoïdes internes, ablation au thermocautère, en évitant de produire une cicatrice circulaire qui amènerait un rétrécissement du rectum.

Dans les cas d'étranglement surtout, dilatation forcée du sphincter anal,

L'élixir de Virginie est également très efficace contre les hémorrhoïdes. (*Guide pratique des sciences médicales.*)

# TABLE DES MATIÈRES

Châteauroux. — Typ. et Lith. P. Langlois et C⁀